CHEMIN DE FER DU MÉDOC

CIRCULAIRE

DU

SERVICE MÉDICAL

CONCERNANT

1° LES BOÎTES A PANSEMENTS ET DE SECOURS ; — LES ACCIDENTS ;
2° L'USAGE DES OBJETS CONTENUS DANS LES BOÎTES A PANSEMENTS ET DE SECOURS ;
3° LES PREMIERS SOINS A DONNER AUX BLESSÉS ;
4° LES PREMIERS SOINS A DONNER EN CAS D'INDISPOSITION SUBITE ;
5° LES INSTRUCTIONS POUR LES PHARMACIENS ;
6° LE TARIF DES MÉDICAMENTS ET OBJETS DE CHIRURGIE.

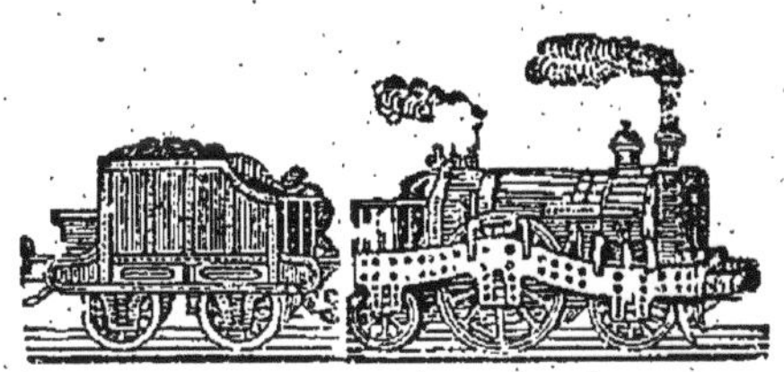

BORDEAUX
IMPRIMERIE EUGÈNE BISSEI, RUE LAFAYETTE 3

1869

CHEMIN DE FER DU MÉDOC

CIRCULAIRE

DU

SERVICE MÉDICAL

CONCERNANT

1° LES BOÎTES A PANSEMENTS ET DE SECOURS; — LES ACCIDENTS;
2° L'USAGE DES OBJETS CONTENUS DANS LES BOÎTES A PANSEMENTS ET DE SECOURS;
3° LES PREMIERS SOINS A DONNER AUX BLESSÉS;
4° LES PREMIERS SOINS A DONNER EN CAS D'INDISPOSITION SUBITE;
5° LES INSTRUCTIONS POUR LES PHARMACIENS;
6° LE TARIF DES MÉDICAMENTS ET OBJETS DE CHIRURGIE.

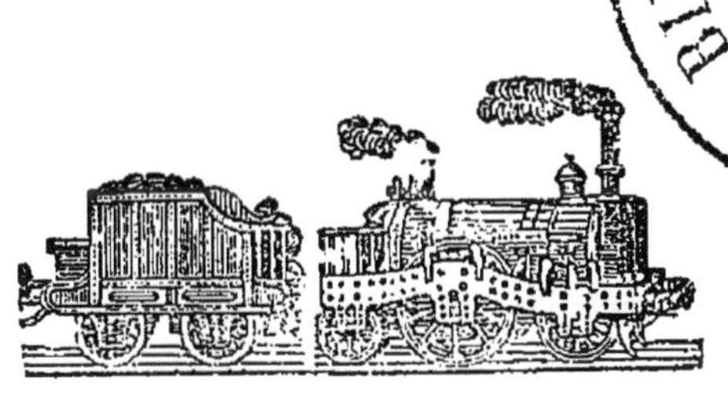

BORDEAUX
IMPRIMERIE EUGÈNE BISSEI, RUE LAFAYETTE 5

1869

CHEMIN DE FER DU MÉDOC

CIRCULAIRE

DU

SERVICE MÉDICAL

PREMIÈRE PARTIE

BOITES A PANSEMENTS ET DE SECOURS. — ACCIDENTS.

§ Ier.

BOITES A PANSEMENTS DES TRAINS.

ARTICLE 1er.

En exécution de l'arrêté du 5 juin 1866, de S. Exc. M. le Ministre des Travaux publics, chaque train de voyageurs doit être muni d'une boîte à pansements contenant les objets suivants :

3 flacons { 1 de perchlorure de fer liquide.
1 d'alcool camphré.
1 d'extrait de saturne.

1 pot de glycéré d'amidon.
1 rouleau de taffetas d'Angleterre.
1 paquet de charpie.
Des bandes.
Des compresses.
Plusieurs cardes de coton.
1 paquet d'agaric de chêne.
2 groupes d'attelles conjuguées.
1 drap fanon.
1 éponge.
1 bassin.
Des aiguilles.
Des épingles.
Du fil ciré et des cordons.
1 trousse fort simple.

ART. 2.

Chaque conducteur, chef de train, recevra une boîte ainsi composée et revêtue d'un numéro matricule.

Il demeurera personnellement responsable de sa conservation et de son bon état d'entretien.

Les boîtes à pansements des trains doivent toujours rester au grand complet, et il est expressément défendu de se servir des objets qu'elles renferment pour d'autres cas que pour les accidents.

Le conducteur devra mentionner sur sa feuille de marche les circonstances qui auront forcé de recourir à la boîte de pansements, et, dès qu'il sera arrivé à destination, il s'empressera de faire remplacer immédiatement les objets dont il se sera servi. Ce remplacement sera fait aux dépens de la boîte de secours de la gare d'arrivée.

§ II.

BOITES DE SECOURS DES STATIONS. — CAISSES A AMPUTATION. — BRANCARDS POUR LE TRANSPORT DES BLESSÉS.

ART. 3.

Outre les boîtes à pansements des trains, il est déposé dans les gares et stations désignées par S. Exc. M. le Ministre des Travaux publics, des brancards pour le transport des blessés et des boîtes de secours dont voici la composition :

1 flacon d'alcool camphré.
1 flacon d'extrait de saturne.
1 flacon d'ammoniaque.
1 flacon de perchlorure de fer.
1 flacon d'éther sulfurique.
1 flacon de laudanum de Sydenham.
1 pot de glycéré d'amidon.

1 rouleau de taffetas d'Angleterre.
Charpie.
Bandes.
Compresses.
2 cardes de coton.
2 appareils de Scultet.
2 pelotes de fil ciré.
1 paquet d'agaric de chêne.
1 gobelet en étain.
1 cuiller en fer étamé.
1 étui garni d'aiguilles.
1 pelotte garnie d'épingles.
3 coussins en balle d'avoine.
10 attelles assorties pour fractures.
1 goutière en fil métallique.
1 bassin.
1 éponge.
1 tourniquet de J.-L. Petit.

Une trousse contenant :

1 rasoir.
2 bistouris.
1 pince à torsion.
1 pince à anneaux.
1 paire de ciseaux droits.
1 sonde en argent pour homme et femme.

1 sonde cannelée.
1 spatule.
Stylets assortis.
Lancettes.
Aiguilles à suture.
1 porte-nitrate et nitrate d'argent.

Dans chaque résidence médicale, il y a une caisse à amputation, renfermant :

1 scie à amputation et deux feuillets.
3 couteaux, dont un inter-osseux.
2 bistouris fixes.
1 aiguille d'Astley Cooper.
1 ténaculum.
1 pince à esquilles.
1 pince à torsion.
1 pince à artères.
1 tourniquet, pelottes et ligature (Larrey).
1 cautère olivaire.
4 aiguilles pour suture.

Art. 4.

Tous les objets détaillés en l'article précédent sont placés sous la garde et la responsabilité du chef de gare ou de station, et, en cas d'absence, sous celle de son remplaçant.

Art. 5.

La boîte de secours est fermée à clef pour la conservation des médicaments, mais la clef doit rester à la gare et être placée dans un lieu apparent.

La caisse à amputation est fermée à clef et la clef reste entre les mains du médecin de la section, qui demeure ainsi seul responsable de la conservation et du bon état d'entretien des instruments.

Art. 6.

Les objets contenus dans les boîtes de secours ne doivent être employés que dans les circonstances urgentes, telles que celles qui résultent d'accidents.

Il est expressément défendu d'y recourir pour les besoins ordinaires.

Chaque fois que, soit par suite d'un accident arrivé dans la gare ou à proximité, soit pour compléter une boîte de train, on aura puisé dans la boîte de secours d'une gare ou d'une station, le médecin de la section devra en être averti et s'empresser de faire remettre la boîte au complet.

En dehors de ce cas, les demandes de médicaments, d'achat, de réparation ou de renouvellement des appareils ou instruments nécessaires au service médical de chaque section, sont adressées par les médecins de section, au médecin principal de la Compagnie, qui apprécie dans quelle mesure il convient d'y donner suite.

ART. 7.

Lorsqu'un chef de gare ou de station prendra possession du service dans une localité munie d'une boîte de secours, il devra, dès son entrée en fonctions, vérifier l'état de cette boîte de secours et de son contenu.

ART. 8.

Lorsque le médecin, inspecteur des boîtes de secours, qui est attaché au ministère des Travaux publics, fera sa tournée, les chefs des gares et stations et les chefs de trains devront se mettre à sa disposition pour lui faciliter l'examen de ceux de ces appareils dont ils ont la garde. Si l'on est prévenu à temps de son passage, on devra en avertir le médecin de la Compagnie, pour qu'il assiste à son inspection et lui ouvre la caisse à amputation.

§ III.

ACCIDENTS.

ART. 9.

Lorsqu'il y aura des blessés dans un accident survenu en cours de route, le conducteur, chef de train, devra en faire mention dans les dépêches qu'il adresse suivant les réglements, au dépôt le plus voisin, pour demander du secours.

La gare ainsi prévenue, devra envoyer sa boîte de secours sur le lieu de l'accident et faire appeler le médecin de la section, et, s'il ya lieu, ceux des deux sections les plus voisines.

Si la gare de dépôt qui envoie la machine de secours n'est pas une résidence médicale, on devra prévenir le médecin d'une des stations placées sur le trajet que la machine de secours aura à parcourir, afin de le prendre en passant.

Si les médecins de la Compagnie ne peuvent pas être prévenus à temps ou ne sont pas rencontrés, on devra s'adresser à des médecins étrangers, mais en ayant soin de demander d'abord et préférablement ceux que les médecins de la Compagnie auront désignés, comme étant leurs remplaçants habituels.

Art. 10.

En l'absence du médecin et en attendant son arrivée, les instructions données par le médecin principal, et qui sont l'objet de la présente circulaire, ainsi que les objets contenus dans les boîtes de secours et de pansements, seront mis à la libre disposition des blessés et des personnes dont ils accepteront les soins.

Art. 11.

Les médecins de la Compagnie doivent se rendre, sans aucun délai, aux réquisitions qui leur sont adressées pour cause d'accident, alors même que cet accident serait survenu en dehors de leur section.

Celui d'entre eux qui est appelé à organiser les premiers secours, doit faire un rapport circonstancié sur les résultats de l'accident et les mesures qu'il a jugé convenable de prendre.

Il doit constater, en outre, dans un procès-verbal détaillé, le nombre et les noms des personnes atteintes; le genre et la gravité de leurs blessures, les suites qu'elles peuvent entraîner, etc.

Ces pièces seront transmises dans le plus bref délai à l'ingénieur de l'exploitation, par l'intermédiaire du médecin principal.

Art. 12.

Les médecins de la Compagnie doivent leurs soins, pendant toute la durée de la maladie, aux personnes blessées par accident.

DEUXIÈME PARTIE.

USAGE DES OBJETS CONTENUS DANS LES BOITES A PANSEMENTS ET DE SECOURS.

I.

BOITES A PANSEMENTS DES TRAINS DE VOYAGEURS.

Ces boîtes contiennent :

1° *Du perchlorure de fer liquide*, renfermé dans un petit flacon bouché à l'émeri. — Ce liquide est d'une couleur de rouille très foncée. Il est très utile pour arrêter le sang qui s'écoule avec une abondance inquiétante; mais on ne doit jamais l'employer pur. On l'étend de trois ou quatre fois son volume d'eau, et on trempe dans ce mélange un plumasseau de charpie, que l'on applique sur la plaie saignante.

2° *Alcool camphré*, contenu dans un grand flacon. — On peut l'employer, soit pur, en frictions, soit étendu de huit ou dix fois son volume d'eau, en compresses, dans les cas de contusions sans plaie.

3° *Extrait de saturne*, renfermé dans un petit flacon. — C'est un liquide incolore, très lourd, qui ne s'emploie que fortement étendu d'eau. On en imbibe des compresses, que l'on place, comme les précédentes, sur les parties contusionnées. Le mélange d'une petite quantité d'extrait de saturne et d'alcool camphré, avec une forte proportion d'eau commune, constitue l'*Eau blanche* ou *Eau végéto-minérale*, dont l'usage est si répandu dans tous les cas de contusions, avec ou sans plaie.

4° *Glycéré d'amidon*, renfermé dans un petit flacon à large goulot. — C'est une substance blanchâtre, onctueuse, analogue au cérat, qu'elle est destinée à remplacer. On l'étend sur de la charpie, sur du coton cardé ou sur un linge, pour panser les plaies ou les brûlures.

5° *Taffetas d'Angleterre*, morceau de toile recouvert d'un enduit collant et qui sert pour réunir les bords des plaies. — Pour cela, on taille un morceau de taffetas de la grandeur convenable ; on humecte légèrement sa surface brillante, celle qui est recouverte de l'enduit adhésif, puis on l'applique en travers de la plaie. Pour que le taffetas d'Angleterre colle bien, il est nécessaire de l'appliquer, sur une certaine étendue de peau saine, de chaque côté de la plaie que l'on veut fermer, et il faut que les bords de cette plaie soient parfaitement secs; ce qui est très difficile à obtenir avec les plaies récentes, qui saignent toujours plus ou moins.

6° *Charpie.*

7° *Bandes.*

8° *Compresses.*

Tout le monde connaît assez ces divers objets, ainsi que leur usage, pour que nous puissions nous dispenser d'en parler.

9° *Cardes de coton.* — Elles peuvent servir, soit pour panser les brûlures récentes, soit pour envelopper les membres blessés, ou dont les os sont fracturés, au moment où l'on applique un appareil provisoire. — Elles remplacent ainsi, jusqu'à un certain point, les coussins en balle d'avoine qui se trouvent dans les boîtes de secours des stations. On pourrait également remplacer ces coussins par des tampons de charpie roulée dans des compresses.

10° *Agaric de chêne* ou *amadou*, sert pour arrêter le sang; on en taille des rondelles que l'on applique, à sec, directement, sur la plaie saignante, et que l'on assujettit ensuite à l'aide de compresses et de bandes. — Lorsqu'on superpose deux ou plusieurs rondelles d'agaric, celles que l'on place en dernier lieu doivent être un peu plus grandes que la première appliquée. Il faut donc les tailler en conséquence et avoir soin de placer toujours la plus petite la première. On peut aussi humecter ces rondelles d'agaric avec du perchlorure de fer étendu d'eau; mais, en général, lorsqu'on emploie le perchlorure de fer, il vaut mieux se servir de charpie.

11° *Trois groupes d'attelles conjuguées.* — Les attelles ou éclisses sont, en général, de petites planchettes de bois destinées à être placées autour d'un os brisé, pour maintenir les fragments en contact, afin de rendre impossibles des mouvements qui seraient douloureux d'abord, puis nuisibles à la consolidation. Quelquefois, une seule attelle suffit ; mais ordinairement, on les place au nombre de trois ou quatre autour d'un membre brisé. Leur application nécessite plusieurs précautions indispensables : la première est d'interposer entre ces corps durs et le membre malade une substance molle, élastique, qui puisse remplir les vides et amortir, en quelque sorte, la pression trop considérable que les attelles exerceraient sur les parties saillantes. C'est pourquoi, avant d'appliquer les attelles, on met au-dessous d'elles, soit des coussins de balle d'avoine, soit, comme nous l'avons déjà dit, des cardes de coton, soit des tampons de charpie ou de crin.

La seconde précaution est de maintenir avec une certaine fixité ces attelles dans la position qui leur a été donnée au moment du pansement ; à cet effet, on les roule dans une pièce de linge qui enveloppe tout le membre blessé, et qui porte le nom de *drap-fanon.*

Les cordons qui se nouent autour de l'appareil le maintiennent en place.

Dans ces derniers temps, les fabricants d'instruments de chirurgie ont songé à remplacer les attelles en bois par des attelles en fil métallique, qui ont l'avantage d'être un peu plus souples. Ils ont eu, de plus, l'idée de réunir trois de ces attelles par des lacs ou cordons, passés dans les mailles du tissu métallique, ce qui dispense de les envelopper dans un drap-fanon, comme les attelles en bois. C'est ainsi que sont formés les trois groupes d'attelles conjuguées que nous avons dans nos boîtes à pansements des trains. Ils sont d'un emploi très facile et peuvent être appliqués par les personnes étrangères à la médecine, sans qu'il soit même nécessaire de déshabiller le blessé, opération toujours pénible et souvent dangereuse, quand elle est faite maladroitement.

12° Les *Draps-fanons* sont, avons-nous dit, des pièces de linge qui servent à envelopper tout un membre blessé. — En adoptant les attelles conjuguées métalliques, réunies par des lacs, préférablement aux attelles en bois cousues dans un drap-fanon, nous avons cependant jugé utile de laisser dans nos boîtes à pansements deux draps-fanons à l'état de simplicité. Ils pourront servir, soit comme draps-fanons, soit comme écharpes ou bandanges de corps, dans les circonstances qui seront indiquées plus loin. Une serviette, un mouchoir, suffisamment grand, toute pièce quelconque de linge ayant environ 1m 50 de long sur un mètre de large, peuvent remplir le même usage. Chacune des boîtes renferme deux draps-fanons, avec des bandes et des compresses en quantité plus que suffisante pour permettre de faire immédiatement deux appareils de Scultet.

13° L'*Éponge* et ses usages sont choses connues de chacun.

14° *Bassin* destiné à contenir de l'eau pour laver les plaies et à faire les divers mélanges médicamentaux pour leur pansement.

15° *Des aiguilles.*

16° *Des épingles.*

17° *Du fil ciré et des cordons.*

Tous ces objets peuvent être employés dans les pansements les plus simples ; mais ils sont surtout utiles dans les cas les plus compliqués où il appartient au médecin seul de s'en servir.

18° *Trousse fort simple.* — Si simple que soit cette trousse, elle renferme des instruments dont un médecin seul doit pouvoir se servir. Ceux de ces instruments qui peuvent être mis à la disposition de tout le monde sont :

1° Les *ciseaux*, qui serviront pour couper les vêtements dont on ne pourrait autrement débarrasser les blessés, et pour tailler les bandes, compresses et autres objets de pansements.

2° Les *pinces*, dont chacun peut faire usage pour essayer d'extraire un corps étranger, tel qu'un fragment de bois ou de métal, enfoncé dans les chairs.

Quant au *bistouri* et à la *lancette*, ceux-là seuls qui ont fait des études médicales peuvent les manier impunément.

II.

BOITES DE SECOURS DES GARES ET STATIONS.

Ces boîtes, plus complètes que les précédentes, renferment les mêmes objets, en provision plus abondante, et contiennent, en outre, un certain nombre de médicaments ou d'appareils également utiles, mais d'un usage moins fréquent et d'un emploi moins facile. Nous allons, du reste, en donner l'énumération et la description, en suivant, comme nous l'avons déjà fait, l'ordre adopté par la circulaire ministérielle. Seulement, nous ne décrirons que les objets nouveaux, sans nous arrêter à ceux entrant dans la composition des boîtes à pansements et déjà décrits :

1° *Alcool camphré*. (Voir le n° 2 de la boîte à pansements.)

2° *Extrait de saturne.* (Voir le n° 3 de la boîte à pansements.)

3° *Ammoniaque*, liquide incolore, placé dans un petit flacon. — Il est d'une odeur très pénétrante et possède des propriétés irritantes fort énergiques ; on ne doit donc le manier qu'avec la plus grande précaution. On s'en sert pour ranimer une personne évanouie, et alors on lui en fait respirer une petite quantité ; mais il faut bien se garder de lui placer le flacon entier sous le nez. On doit se borner à lui faire flairer le bouchon, ou mieux encore à jeter quelques gouttes d'ammoniaque sur un linge et à le faire respirer, mais en tenant le linge à une distance d'au moins 12 ou 15 centimètres des narines ou de la bouche.

L'ammoniaque a une action tellement énergique, qu'il suffit d'en imbiber une compresse et de l'appliquer sur la peau pour voir se développer immédiatement une cloche, semblable à celle d'un vésicatoire ou d'une brûlure : une compresse ainsi appliquée, pendant deux ou trois minutes seulement, ferait l'effet d'un vrai sinapisme.

Administré par la bouche, l'ammoniaque est un poison énergique ; cependant, on peut, sans danger, en prendre quelques gouttes délayées dans un verre d'eau ; ainsi employé, il a pour effet de dissiper l'ivresse ; mais il faut avoir soin de n'en donner que dix à douze gouttes, en comptant bien exactement les gouttes.

Pour compter les gouttes, il faut les prendre une à une avec un morceau de bois ou une allumette, et ne pas les faire tomber directement de la bouteille; car en procédant de cette manière, on n'est jamais sûr de ce que l'on fait, et l'on s'expose ainsi aux plus grands dangers.

4° *Perchlorure de fer*. (Voir le n° 1 de la boîte à pansements.)

5° *Éther sulfurique*, liquide incolore d'une odeur spéciale et s'évaporant très facilement. — Il offre beaucoups moins d'inconvénients que l'ammoniaque; aussi, doit-on l'employer préférablement pour les personnes qui paraissent disposées à s'évanouir. On le fait respirer en en arrosant un mouchoir ou une compresse, que l'on peut porter directement sous les narines. On peut le donner aussi à l'intérieur, et la meilleure manière est d'en verser quelques gouttes sur un morceau de sucre ou dans un verre d'eau sucrée.

On en donne ainsi de 15 à 20 ou 25 gouttes.

L'éther peut, en outre, être employé à l'extérieur dans les cas de brûlure légère et tout à fait récente ; c'est à dire qu'il faut en faire usage au moment même où l'on vient de se brûler. On en laisse tomber, goutte à goutte, une certaine quantité sur la partie brûlée, et son évaporation rapide détermine une sensation de fraîcheur qui procure un grand soulagement.

Une précaution essentielle, lorsqu'on manie l'éther, est de se tenir loin de la lumière ou du feu, et d'éviter d'approcher du flacon ouvert, soit une allumette embrasée, soit une bougie ou une chandelle allumée, parce qu'on déterminerait une explosion.

6° *Laudanum de Sydenham*, liquide d'un jaune foncé, plus visqueux que la solution de perchlorure de fer et contenu, comme cette dernière, dans un petit flacon.— C'est un calmant auquel il n'est pas nécessaire de toucher en cas d'accident, mais qui peut être utile, lorsqu'une personne est prise subitement de violentes coliques et surtout lorsque ces coliques s'accompagnent de vomissements ou de diarrhée; on donne alors 8 à 10 gouttes de laudanum dans un quart de verre d'eau sucrée.

Le laudanum est un poison dont on ne doit faire usage qu'avec précaution. Pour compter les gouttes, on se conformera à ce que nous avons dit à propos de l'ammoniaque. (*Voir plus haut, n° 3.*)

7° *Glycéré d'amidon.* (Voir le n° 4 de la boîte à pansements.)

8° *Taffetas d'Angleterre.* (Voir le n° 5 de la boîte à pansements.)

9° *Charpie.* (Voir le n° 6 de la boîte à pansements.)

10° *Bandes.* (Voir le n° 7 de la boîte à pansements.)

11° *Compresses.* (Voir le n° 8 de la boîte à pansements.)

12° *Cardes de coton.* (Voir le n° 9 de la boîte à pansements.)

13° *Draps-fanons, avec leurs cordons.* (Voir le n° 12 de la boîte à pansements.)

14° *Fil ciré.* (Voir le n° 17 de la boîte à pansements.)

15° *Agaric de chêne.* (Voir le n° 10 de la boîte à pansements.)

16° *Gobelet en étain,*
17° *Cuiller en fer étamé,* } servant pour faire prendre les médicaments qui doivent être donnés par la bouche.

18° *Etui garni d'aiguilles.*

19° *Pelote garnie d'épingles.*

20° *Coussins en balle d'avoine.*

21° *Attelles assorties.*

22° *Attelles articulées.*

Nous renvoyons, pour les trois derniers objets, à ce que nous avons dit plus haut (n° 11 de la boîte à pansements) : nous y ajouterons seulement ici, que dans les boîtes des stations, les attelles sont plus nombreuses et de grandeurs plus variées que dans les boîtes à pansements des trains, ce qui permet, non seulement de faire des pansements provisoires, mais même de poser des appareils définitifs, quand cela est nécessaire.

Les attelles articulées ou s'emboîtent l'une dans l'autre, ou se meuvent autour d'une charnière, de telle sorte que, tout en ayant des dimensions qui leur permettent d'être renfermées dans les boîtes, elles peuvent s'allonger de manière à servir pour l'application d'appareils à fracture de cuisse.

23° *La gouttière métallique* est une pièce de tissu en métal qui est roulée, pour entrer dans la boîte, dans un sens différent de celui suivant lequel elle doit être pliée lorsqu'on doit s'en servir. Il faut donc d'abord la dérouler pour l'étendre, puis on la replie en forme de gouttière dans le sens de sa longueur, et dans cette gouttière on place le membre blessé.

24° *Bassin en cuir bouilli* ou en métal. (Voir le n° 14 de la boîte à pansements.)

25° *Eponge*. (Voir le n° 13 de la boîte à pansements.)

26° *Tourniquet* de Jean-Louis Petit. C'est un appareil destiné à arrêter les hémorrhagies ou pertes de sang. Nous indiquerons plus loin dans quelles circonstances on doit s'en servir ; mais nous devons faire observer, dès à présent, que son application pouvant avoir des inconvénients, si elle n'est pas faite méthodiquement, elle ne doit être faite que par des personnes qui ont des connaissances médicales suffisantes.

27° *Une trousse*, plus compliquée que celle des boîtes à pansements, et dont l'usage doit être exclusivement réservé au médecin.

III.

CAISSE A AMPUTATION.

S. Exc. M. le Ministre a ordonné que ces caisses fussent *exclusivement déposées dans les stations attenant aux localités où réside un médecin de la Compagnie, et que ce dernier en conservât la clef.*

Cette mesure a pour but principal d'apporter un obstacle aux opérations trop hâtives.

Il est clair, en effet, que, quand il s'agit de pratiquer une mutilation sur un blessé et de lui enlever un membre, on ne saurait y regarder de trop près et c'est afin de laisser le temps de la réflexion que les instruments tranchants n'ont pas été mis à la disposition de tout le monde.

IV.

BRANCARDS.

Des brancards, pour le transport des blessés, se trouvent dans toutes les principales stations, et, en cas d'accident, ils doivent être dirigés sur le lieu du sinistre, en même temps que la boîte de secours. Ces brancards ne sont autre chose que des matelas placés sur une sorte de civière. On pourrait en improviser très facilement avec des branches d'arbres et des coussins de voiture.

TROISIÈME PARTIE

PREMIERS SOINS A DONNER AUX BLESSÉS.

I.

PRÉCAUTIONS PRÉLIMINAIRES.

Si les blessés sont dans des voitures brisées ou renversées, il faut d'abord les en retirer. Cette extraction doit être faite avec les plus grandes précautions, afin d'éviter, autant que possible, les souffrances que des mouvements inconsidérés ne manqueraient pas de développer.

Quand la voiture est complétement renversée sur le côté, deux hommes doivent procéder ensemble à ce sauvetage. L'un reste sur le côté supérieur de la voiture renversée, et, par la portière ouverte, s'efforce d'attirer à lui, de hisser les personnes qu'il peut atteindre ; tandis que l'autre, pour faciliter cette manœuvre, descend dans le compartiment et aide les personnes qui s'y trouvent, tant à se relever qu'à remonter jusqu'à l'orifice de la portière libre.

Lorsque des blessés sont pris, soit entre deux pièces d'un train, soit entre une de ces pièces et le sol, de façon à ne pouvoir être dégagés, il faut bien se garder de chercher à les retirer en faisant de violents efforts, car ces efforts, le plus souvent inutiles, n'auraient, dans l'immense majorité des cas, d'autres résultats que d'aggraver une situation déjà sérieuse et de créer de nouveaux dangers, tandis que la patience et la modération ménageraient toutes les chances de salut.

On devra donc d'abord chercher à écarter l'une de l'autre avec des coins, des leviers, des crics, ou par tout autre moyen, les pièces qui compriment le blessé, et on attendra, pour essayer de retirer ce dernier, que l'espace soit assez grand pour lui permettre de glisser sans tiraillements et sans efforts.

A mesure que les blessés seront retirés du milieu des voitures et des débris du train, on les transportera hors de la voie, dans un endroit sec, aéré, et, s'il est possible, un peu ombragé. Un terrain en pente, couvert d'herbe et planté d'arbres, sera préférable à tout autre, s'il est assez à proximité du lieu de l'accident. Une maison de garde ou une station vaudrait encore mieux.

Les individus légèrement blessés, ceux dont les membres supérieurs seuls auront été atteints, pourront ordinairement se transporter eux-mêmes, soit seuls, soit en s'appuyant sur le bras d'une autre personne, jusqu'au lieu, d'ailleurs très proche, qui sera choisi pour procéder au premier pansement. Il en sera de même de ceux qui n'auront que des plaies légères de la tête ou du tronc. Quant aux personnes qui auront des blessures graves de ces parties, il faudra les transporter à bras, et il en sera de même de celles qui auront des fractures des membres inférieurs, que ces fractures soient simples ou compliquées de plaies.

Ce transport nécessite certaines précautions. Si l'on avait un brancard, il suffirait d'y étendre le blessé et de le faire porter par deux hommes ; mais en l'absence d'un brancard, il y a toujours avantage à ce que le transport d'un blessé soit fait par un seul homme suffisamment fort et vigoureux. Pour cela, on glisse le bras droit sous les deux jarrets du blessé, le bras gauche sous son dos, un peu au-dessous des épaules, tandis que lui-même vous passe les deux bras autour du cou, en se cramponnant de son mieux, et on l'enlève ainsi tout d'une pièce, sans secousses.

Si le blessé a perdu connaissance et ne peut s'aider lui-même en se cramponnant avec ses deux bras autour du cou de son porteur, et s'il est trop lourd pour être transporté par un homme seul, deux hommes se réunissent pour le porter, en enlaçant leurs bras sous les jarrets et sous les épaules, de façon à faire une sorte de civière.

Si l'on s'aperçoit que le blessé à une jambe brisée, on aura soin, avant de le soulever pour le transporter comme il vient d'être dit, d'attacher avec des mouchoirs la jambe malade à la jambe saine : Si la fracture était compliquée de plaie, cela ne suffirait pas ; il faudrait alors étendre le membre brisé sur un coussin de voiture, puis un aide aurait soin d'élever ce coussin et de le soutenir, en même temps que le membre qui reposerait dessus, et en coordonnant ses mouvements avec ceux du porteur, de façon à éviter que ce membre ne ballotte et ne subisse aucun mouvement brusque pendant le transport du blessé.—Les coussins de voiture sont excellents pour cet usage.

Nous recommandons surtout et de la façon la plus expresse de ne pas faire marcher les personnes qui peuvent avoir une fracture de jambe, et d'éviter d'imprimer, sous aucun prétexte, des mouvements à un membre supposé fracturé, car on s'exposerait à aggraver singulièrement l'état de ces blessés, en ajoutant des complications sérieuses à des fractures qui guériraient rapidement et facilement si elles restaient à leur état de simplicité primitive.

II.

SOINS A DONNER.

Lorsque tous les blessés sont en lieu sûr, il s'agit

de les panser en tirant le meilleur parti possible des ressources dont on dispose, et comme on ne peut être à tous à la fois, il faut d'abord secourir les plus grièvement blessés.

Voyons donc ce qu'il convient de faire suivant chaque cas particulier.

Perte de connaissance. —La perte de connaissance peut tenir à deux causes fort différentes et qui nécessite deux traitements complètement opposés. Il importe donc de les distinguer sans la moindre hésitation, ce qui n'est, du reste, pas très difficile.

A. — Si la perte de connaissance est due à une attaque d'apoplexie ou à une congestion du cerveau, la figure du malade est fortement colorée; elle prend une teinte qui est non seulement d'un rouge foncé, mais même d'une couleur violacée ; les lèvres sont également violacées ou bleuâtres ; les yeux sont saillants, gorgés de sang ; la respiration est haute, bruyante; il s'échappe quelquefois un peu de salive mousseuse de la bouche ; le pouls est fort.

Dans ce cas, il faut placer le malade la tête haute, lui appliquer des compresses d'eau fraîche sur le front, le débarrasser de ceux de ses vêtements qui compriment la poitrine et le cou, ôter la cravate, déboutonner ou dégrafer les ceintures et corsages ou gilets, lui frictionner fortement les avant-bras et les jambes de façon à y ramener la chaleur et à les faire rougir; lui appliquer des sinapismes, si on en a le moyen ; enfin pratiquer une saignée. — Mais ceci ne peut et ne doit être fait que par un médecin.

B. — Si la perte de connaissance est due à une syncope, le malade est au contraire d'une pâleur cadavéreuse ; les lèvres elles-mêmes sont décolorées ; sa respiration est à peine sensible, son pouls ne bat plus.

Cette forme de perte de connaissance survient souvent à la suite ou dans le cours des hémorrhagies abondantes. Dans ce dernier cas, l'écoulement du sang s'arrête pendant tout le temps que le blessé reste privé de connaissance.

Pour ranimer le malade qui est en état de syncope, il faut le coucher tout à fait à plat, et, si cela ne suffit pas, lui mettre la tête plus bas que le reste du corps.

On lui élève successivement les bras et les jambes en lui frappant de petits coups secs dans la paume de la main ; on lui projette quelques gouttes d'eau fraîche sur le visage ; on lui donne de petites chiquenaudes sur le nez ; on lui chatouille les narines avec les barbes d'une plume ; on lui fait respirer un peu d'ammoniaque en approchant de ses narines, soit le bouchon du flacon d'ammoniaque, soit un linge sur lequel on a jeté quelques gouttes de ce liquide. On frictionne énergiquement le devant de la poitrine et surtout la région du cœur avec de l'alcool camphré, en cherchant à imprimer aux côtes des mouvements d'abaissement et d'élévation alternatifs et réguliers, semblables à ceux qui se produisent pendant la respiration.

Si l'on a de l'eau-de-vie, du vin, ou toute autre liqueur spiritueuse, on essaie de lui en faire avaler quelques gouttes ; à défaut d'autre liqueur, on peut donner 5 à 6 gouttes d'éther dans une cuillerée d'eau.

Si la syncope est due à une hémorrhagie, en même temps que l'on cherche à ranimer le malade, on doit s'occuper d'arrêter l'hémorrhagie, pour qu'elle ne se reproduise plus lorsqu'il aura repris ses sens.

Plaies. — Les plaies récentes doivent être immédiatement nettoyées avec de l'eau fraîche.

Il y a dans les boîtes à pansements des trains une éponge et un vase dont on se servira pour ces lavages. Quant à l'eau, on la trouvera en abondance dans le tender de la machine.

Il faut se servir d'eau pure sans addition d'aucune autre drogue ou substance quelconque. Lorsque la plaie sera bien nettoyée, lorsqu'on l'aura bien débarrassée des grains de sable ou autres corps étrangers qui auraient pu pénétrer dans les chairs, on procédera au pansement, qui, dans le plus grand nombre des cas, devra consister en une application de charpie imbibée d'eau et recouverte d'une ou plusieurs compresses ; le tout étant maintenu par une bande modérément serrée.

Si la plaie est étendue et béante, on rapprochera doucement les bords l'un de l'autre, après les avoir bien nettoyés et essuyés ; on les maintiendra en contact avec une bandelette de taffetas d'Angleterre, appliquée comme il a été dit plus haut. (Voyez *Taffetas d'Angleterre.*) Quelquefois, il est nécessaire de recoudre les plaies, soit avec un fil, soit avec des épingles ; mais les personnes étrangères à la médecine doivent s'abstenir de toute tentative de cette nature.

Il leur est aussi recommandé de ne jamais couper, sous quelque prétexte que ce soit, un lambeau quelconque de peau ou de chair, alors même qu'il serait ou paraîtrait presque complétement détaché.

Si la plaie renferme des corps étrangers plus difficiles à enlever que de simples grains de sable, comme des fragments de bois ou de fer, on essaiera de les retirer à l'aide de tractions modérées, mais sans exercer de violence. — S'ils résistent, on attendra l'arrivée du médecin, en se contentant de placer le blessé dans l'attitude la moins douloureuse pour lui, et de recouvrir la plaie avec une compresse imbibée d'eau fraiche et que l'on maintiendra constamment humide.

Si la plaie saigne abondamment, on se comportera comme il va être dit au paragraphe suivant.

Lorsqu'une plaie intéresse le cuir chevelu, il faut, pour la nettoyer convenablement, avoir soin de couper les cheveux le plus près possible et dans une certaine étendue. Celles qui intéressent la poitrine ou le ventre exigent que les blessés soient maintenus dans le plus grand repos et s'abstiennent de tout mouvement. On les panse comme les autres ; mais au lieu de bandes, on se sert, pour assujétir le pansement, d'un drap-fanon ou d'une serviette pliée dans le sens de sa longueur, et dont on entoure le corps en la maintenant avec des épingles ; c'est ce qui constitue le bandage de corps.

Hémorrhagie ou perte de sang. — A. — L'écoulement de sang qui se fait par une plaie récente peut, en raison de son abondance, être à lui seul suffisamment inquiétant pour nécessiter des soins tout spéciaux. En général, lorsqu'une plaie a été bien lavée avec de l'eau fraîche et pansée comme il a été dit plus haut, l'écoulement du sang doit s'arrêter très promptement. — S'il persiste, il faut aviser, et la conduite à tenir différera suivant que le sang s'écoulera en nappe, suintant en quelque sorte de toute la surface de la plaie, ou suivant qu'il s'écoulera en jet, comme s'il sortait d'un robinet ouvert :

1° Si le sang s'écoule en nappe, il suffira de verser un peu de perchlorure de fer dans l'eau dont on se servira pour laver la plaie, et de la recouvrir ensuite d'une ou plusieurs lames d'amadou. Si l'hémorrhagie ne s'arrêtait pas, on imbiberait d'eau, additionnée de perchlorure de fer, la charpie et les linges du pansement, lequel devrait être un peu serré ;

2° Si le sang s'écoule par jet, quelle que soit la forme ou la couleur de ce jet, la première chose à faire est de porter le doigt dans la plaie et de comprimer de façon à arrêter l'issue du sang. — Si par ce moyen on réussit à arrêter l'hémorrhagie, on laissera le doigt en place jusqu'à ce qu'une autre personne ait eu le temps de préparer des boulettes de charpie bien serrées et de les humecter dans un mélange de moitié eau et moitié perchlorure de fer. Alors, on en insinuera d'abord une, puis deux, trois ou un plus grand nombre jusque dans le fond de la plaie, sous le doigt dont la pression a arrêté l'hémorrhagie, et, quand la plaie en aura été remplie, on les recouvrira, soit de morceaux d'amadou, soit de compresses et d'une bande assez fortement serrée.

Si l'hémorrhagie est constituée par du sang noir, s'écoulant par un jet continu, il faudra serrer plus fortement au-dessous de la plaie, du côté de la main ou du pied, par exemple; si au contraire le sang est rouge et sort par un jet saccadé, il faudra serrer plus fortement au-dessus de la plaie, du côté de l'épaule ou du côté de la hanche;

3° Les hémorrhagies constituées par du sang très rouge et sortant par saccades, sont certainement les plus graves et les plus dangereuses. Lorsqu'elles ont lieu, c'est qu'une artère a été coupée, et le blessé peut mourir très rapidement, par la perte de sang. Il y a donc lieu, en cas pareil, de chercher à arrêter le sang par tous les moyens possibles et le plus promptement possible. — On ne doit pas perdre son temps à chercher à transporter le blessé dans un lieu plus propice, et il convient de lui porter secours là même où il se trouve, sous peine de le voir succomber. Le moyen le plus prompt, le plus facile à employer et en même temps le plus efficace, est l'application des doigts au fond de la plaie. C'est toujours par là qu'il faut commencer, et, nous ne saurions trop le répéter, il faut, quand on est parvenu ainsi à se rendre momentanément maître de l'écoulement sanguin, avoir la persévérance de rester dans la même position jusqu'à ce qu'un secours plus efficace puisse être administré.

Les moyens que nous avons indiqués plus haut

suffiront pour arrêter une hémorrhagie veineuse (de sang noir à jet continu), ou même une hémorrhagie artérielle (de sang rouge à jet saccadé), si l'artère blessée est peu volumineuse, et il faut toujours les essayer. Mais si une artère importante est intéressée, ces moyens seront très insuffisants et on ne tardera pas à s'apercevoir de leur inefficacité. Il est donc essentiel que la personne qui sera parvenue à arrêter le sang, en comprimant avec son doigt, ne se retire pas quand on essaiera d'appliquer de la charpie imbibée de perchlorure de fer, et soit toujours prête à renfermer l'orifice par lequel sort le sang si l'écoulement persiste.

Cependant, comme on ne peut rester ainsi en permanence dans une situation pareille, il est bon de savoir qu'on a à sa disposition un excellent moyen d'arrêter une émorrhagie, même lorsque le sang sort en très grande abondance et est fourni par une artère importante : c'est de lier avec un fil le bout de l'artère coupée.

Supposez que l'on passe une ficelle autour du tuyau de toile qui se trouve à l'extrémité des conduits d'alimentation qui donnent de l'eau à nos machines, et qu'avec cette ficelle on serre fortement au moyen d'un nœud, le tuyau sera fermé et l'eau ne pourra plus sortir du réservoir. — C'est un nœud pareil qu'il s'agit de faire à l'extrémité d'une artère coupée, pour empêcher le sang de sortir, et ceci s'appelle *placer une ligature*. — Les chirurgiens, avec une grande dextérité, saisissent le bout de l'artère, en se servant d'une pince, et l'attirent au-dessus des tissus voisins, pour poser leurs ligatures. Mais il n'est pas indispensable que les choses soient faites aussi habilement. Quand on a eu le bonheur de saisir entre deux doigts le bout d'une artère coupée, on peut faire glisser sur ces doigts une anse de fil ciré, disposée en nœud coulant, et la serrer lorsqu'elle arrivera au-delà de l'extrémité des doigts. — Comme le fil est ciré, le nœud ne se défera pas, et l'on pourra du reste assujettir ce premier nœud en en formant un second.

Si cette manœuvre ne pouvait pas être exécutée, on serait parfaitement autorisé à passer le fil dans une forte aiguille, et à traverser, avec cette aiguille, les tissus au milieu desquels se trouve l'artère ouverte, de façon à pouvoir comprendre cette artère au milieu d'une anse de fil que l'on nouerait ensuite. On trouvera dans la trousse des aiguilles courbes qui sont destinées à cet usage.

Dans ces circonstances, il ne faut ni hésitation ni timidité, et, autant nous conseillons la circonspection dans tous les autres cas, autant nous recommandons la hardiesse et la promptitude d'action lorsqu'il s'agit d'arrêter une hémorrhagie grave.

Quand la blessure qui fournit le sang siége sur un membre et quand l'hémorrhagie est artérielle (sang rouge sortant par saccades), l'application du tourniquet de Jean-Louis Petit peut, souvent, avoir d'heureux effets ; mais cette application étant difficile et pouvant avoir des inconvénients, si elle est maladroitement faite, c'est au médecin seul qu'il appartient d'y avoir recours.

B. — *Le vomissement et le crachement de sang*, survenant à la suite d'une commotion violente, doivent faire craindre, en général, l'existence de lésions graves des organes internes, et en tant qu'hémorrhagies, elles n'ont qu'une importance tout à fait secondaire.

Lorsque ces hémorrhagies surviennent, il faut placer le blessé dans la position assise ou couchée, mais la tête un peu élevée ; le débarrasser de tous les vêtements qui lui compriment la poitrine et le cou, et lui faire boire quelques gorgées d'eau fraîche, en même temps qu'on lui frictionnera les avant-bras et les jambes avec une flanelle chaude imbibée d'eau-de-vie camphrée ou d'ammoniaque, ou qu'on lui placera des sinapismes sur les mollets.

C. — *Le saignement de nez* ne doit attirer l'attention que si la perte de sang est abondante. On l'arrêtera en appliquant des compresses d'eau fraîche sur le front; en faisant aspirer de l'eau fraîche, soit pure, soit additionnée d'une très-petite quantité de perchlorure de fer; enfin, en introduisant dans les narines des boulettes de charpie, imbibées de perchlorure de fer étendu d'eau.

On arrête quelquefois, et assez rapidement, une hémorrhagie nasale, en faisant tenir élevé le bras du côté correspondant à la narine par laquelle sort le sang. Ce moyen, très simple et très innocent, peut toujours être essayé, quoique l'on doive s'attendre à le voir échouer souvent.

Après les hémorrhagies abondantes, il faut toujours laisser les blessés dans le plus grand calme, maintenir autour d'eux une température modérée, mais plutôt fraîche que chaude, et administrer quelques cordiaux, préférablement un peu de vin sucré.

Contusions. — Les contusions peuvent quelquefois, sans qu'il y ait de plaie extérieure, déterminer de graves désordres internes, mais alors il y a perte de connaissance plus ou moins complète, et nous avons déjà dit plus haut ce qu'il convient de faire.

Les contusions moins graves, celles qui constituent ce qu'on appelle vulgairement les *bleus*, les *machures*, ne nécessiteraient aucun autre traitement que l'application d'une compresse imbibée d'eau froide si celà est nécessaire pour rassurer le blessé ; on pourra ajouter à cette eau, soit de l'extrait de saturne, soit de l'alcool camphré, ces médicaments n'étant dans nos boîtes que pour cet usage.

Entorses, foulures.— Ce que nous venons de dire des contusions s'applique également aux entorses et aux foulures. L'eau fraîche est le seul médicament utile. On peut cependant, sans inconvénient comme sans avantage, y ajouter de l'alcool camphré et de l'extrait de saturne.

Luxations.— Les luxations consistent dans le déplacement des os, au niveau de leurs jointures. Lorsqu'elles existent, ce qui s'aperçoit à une déformation marquée du membre malade, il faut éviter d'imprimer aucun mouvement à ce membre. Instinctivement, le malade indique la position qui lui est le moins douloureuse, et c'est cette position qu'il faut lui maintenir jusqu'à l'arrivée du chirurgien.— Une écharpe, s'il s'agit d'un membre supérieur ; un coussin, s'il s'ágit d'un membre inférieur, seront les seuls objets de pansement auxquels il sera nécessaire de recourir.

Fractures.— A. — Beaucoup de fractures peuvent se produire sans qu'il y ait déplacement des morceaux ou fragments de l'os brisé ; alors, le membre conserve sa forme, et il n'y a pas lieu de faire autre chose que ce que nous avons dit à propos des contusions et des entorses.

B. — D'autres fois, les morceaux de l'os brisé se meuvent l'un sur l'autre, et cela sans qu'il y ait de plaies aux parties molles ; alors, on voit les membres se plier dans des points autres que ceux où existent des articulations naturelles : entre l'épaule et le coude par exemple, ou bien entre le coude et le poignet ; entre la hanche et le genou, ou bien entre le genou et le cou-de-pied. En même temps, on sent ou on entend un craquement résultant du frottement qu'exercent l'un sur l'autre les fragments de l'os brisé. Dans ce cas, il faudra entourer d'attelles la portion du membre dont l'os sera fracturé. — S'il s'agit d'une fracture simple sans grande déformation du membre blessé, on exercera de douces pressions sur ce membre, de façon à lui donner, autant que possible, sa forme, sa longueur et sa direction naturelles ; puis, sans même ôter les habits, on placera autour de lui un groupe de trois attelles conjuguées, de grandeur convenable, et on serrera médiocrement. Si les vêtements restent en place et sont épais, on pourra mettre les attelles seules ; sinon, il faudra placer avant les attelles, soit des coussins de balle d'avoine, soit des tampons de ouate, de charpie ou de crin, comme nous avons dit plus haut. (Voyez *Attelles*.)

S'il s'agit d'un membre supérieur, on le maintiendra ensuite avec une écharpe ; — s'il s'agit d'un membre inférieur, on l'étendra sur un coussin.

Les côtes peuvent aussi être brisées, et alors il faut les maintenir en serrant la poitrine du malade à l'aide d'une serviette, placée en long et qui fait le tour du tronc. Les draps-fanons, qui se trouvent dans nos boîtes, peuvent servir à cet usage.— Il faut appliquer un bandage de corps toutes les fois qu'un blessé se plaint de douleurs dans la poitrine et que ces douleurs s'exaspèrent par les mouvements de la respiration.

Les fractures du crâne ne nécessitent pas d'autres soins que ceux qui ont été indiqués à l'article *Perte de connaissance.*

C. — Les fractures peuvent être compliquées de plaies, et alors il faut d'abord panser les plaies comme il a été dit plus haut, puis s'occuper de la fracture. Lorsqu'il en est ainsi, les attelles ne peuvent être appliquées directement par dessus les vêtements, puisqu'on a dû enlever ces derniers pour panser la plaie. Il faut donc, de toute nécessité, avoir des coussins ou des tampons à interposer entre la peau et les attelles.

Lorsque les délabrements sont très considérables, on ne peut même pas se servir des attelles ; il faut avoir recours à la gouttière métallique, que l'on déroulera et que l'on adaptera à la forme du membre blessé, mais en ayant soin de la matelasser avec de la charpie ou du coton, avant d'y placer ce membre blessé,

Si un membre est complétement broyé ou arraché, il faut naturellement éloigner du blessé les parties qui ne tiennent plus au reste de son corps ; mais on doit bien se garder de rien couper ; et, si petit que soit le lambeau de chair qui retienne un fragment, il faut le respecter jusqu'à l'arrivée du médecin. C'est dans ces cas surtout que l'usage de la gouttière est indispensable.

Brûlures. — Quelle que soit l'étendue ou la gravité d'une brûlure, on se trouvera toujours bien d'appliquer, pendant près d'une heure, de l'eau froide sur la partie brûlée, en renouvelant cette eau dès qu'elle commencera à s'échauffer. Si la brûlure a peu d'étendue, une application d'éther, faite comme il a été dit plus haut, pourra remplacer avantageusement l'eau froide. Si la brûlure n'a produit que de la rougeur, il n'y a aucun pansement à faire; s'il y a des cloches, il faut les percer de façon à faire écouler tout le liquide qu'elles contiennent, mais sans enlever la peau. Après cela, on recouvrira la partie brûlée d'une couche de glycéré d'amidon, par dessus laquelle on placera une carde de coton.

Le même pansement devra être fait, si la brûlure

est plus profonde et est allée jusqu'à la désorganisation ou à la carbonisation des tissus.

Si incomplètes que soient ces instructions, elles peuvent donner des indications utiles pour les premiers soins. D'ailleurs, ce que les personnes étrangères à la médecine peuvent faire de plus utile pour les blessés est avant tout d'appeler un médecin, et, quoique l'on puisse organiser quelques secours efficaces en attendant sa présence, on ne doit jamais négliger de l'envoyer chercher immédiatement et de hâter son arrivée par tous les moyens possibles. En attendant, les personnes qui s'occuperont des blessés devront avoir soin de conserver le plus grand sang-froid, de se garder de toute précipitation, et d'éviter de manifester, par des paroles ou par des gestes, l'impression fâcheuse que pourrait leur inspirer l'état de ces blessés. Il faut, au contraire, les rassurer par de bonnes paroles et s'abstenir de tout ce qui pourrait leur procurer une douleur ou une émotion désagréable.

Dans aucun cas, les blessés ne doivent prendre d'aliments solides avant d'avoir été visités par un médecin.

QUATRIEME PARTIE.

PREMIERS SOINS A DONNER DANS LES MALADIES SPONTANÉES OU SUBITES LES PLUS COMMUNES.

1° SYNCOPE.

On la reconnaît à la pâleur des traits, au refroidissement rapide de la peau, à la perte de connaissance, enfin à la faiblesse, à l'absence ou tout au moins à l'état latent des battements du pouls et du cœur.

C'est la mort apparente, elle peut se transformer en mort réelle; il importe donc d'employer au plus vite des moyens excitants propres à ranimer la vie.

Le malade doit être promptement étendu sur le dos, jamais assis.

Ce point fondamental observé, on fera des frictions avec du vinaigre sur les tempes, on aspergera vivement le visage de quelques gouttes d'eau froide.

On frictionnera la région du cœur et on fera respirer légèrement un flacon contenant de l'ammoniaque, si la syncope se prolonge.

Si cette indisposition paraît tenir au défaut d'air, on ouvrira les fenêtres.

Des corps chauds, des sinapismes seront appliqués aux extrémités inférieures.

Lorsque le malade peut boire, on doit lui faire avaler quelques gouttes d'eau fraîche, à laquelle on pourra ajouter du sucre et un peu d'eau de fleurs d'oranger.

2° CONGESTION CÉRÉBRALE. — APOPLEXIE.

Ces deux états, très voisins l'un de l'autre, se déclarent en général subitement.

Le plus ordinairement, le malade tombe et perd connaissance. Dans l'apoplexie, on observe généralement la paralysie d'un côté du corps, souvent de l'embarras de la langue.

La face est ordinairement rouge et injectée, le pouls plein et lent. Ici la position assise ou tout au moins la tête fortement élevée au-dessus du tronc, est préférable au décubitus complet.

On fera immédiatement cesser toute constriction du côté du cou. Compresses froides sur le front, réchauffer les extrémités inférieures, sinapismes, ou bains de pieds sinapisés. Evacuer l'intestin à l'aide d'un lavement, auquel on ajoutera une cuillerée de miel ou de sirop de raffinerie et une forte pincée de sel de cuisine.

3° ÉPILEPSIE.

Attaque soudaine : le malade tombe comme foudroyé en poussant le plus ordinairement un cri.

Convulsions des membres et de la face. Ecume à la bouche.

Pendant l'accès, qu'on ne peut en rien modifier, il n'y a qu'à placer le malade en lieu sûr, qu'à l'éloigner autant que possible des regards, et veiller à ce que, dans la violence des convulsions, il ne se blesse pas. On doit lui donner de l'air et ne jamais lui jeter, comme on le fait souvent, un mouchoir sur la figure.

A la suite de l'accès, le sujet conserve ordinairement un regard fixe et hébété ; la parole est difficile, les idées sont confuses, très souvent il y a eu morsure de la langue et souvent issue involontaire de l'urine et des matières fécales.

On se bornera à l'application de compresses imbibées d'eau froide sur le front, on évitera avec soin l'ingestion de liqueur, de vin, et on donnera à boire de l'eau fraîche.

4° VOMISSEMENTS.

Ils peuvent tenir à des causes très variées. Boissons froides. Si on a à sa disposition de l'eau de seltz, on pourra essayer de la substituer à l'eau ordinaire.

On peut composer une potion à l'aide des ingrédients suivants, qui se trouvent dans les boîtes de secours :

Eau . . . . 3/4 de verre.
Eau de fleurs d'oranger. . . . 1 cuillerée à soupe.
Ether sulfurique . . . . 4 gouttes,

Cette mixture sera donnée par cuillerées, de demi-heure en demi-heure.

5° COLIQUES — TRANCHÉES.

On les observe souvent chez nos ouvriers lorsque le corps étant en sueur, ils boivent de l'eau froide en grande quantité. Elles coïncident souvent avec les vomissements.

Emploi de la mixture précédente. Corps chaud, serviettes chaudes sur le ventre. Cataplasmes de farine de lin arrosés de laudanum.

Si les coliques se compliquent de constipations, on fera prendre un lavement émollient. Si, au contraire, il se manifeste de la diarrhée, on lui substituera un quart de lavement avec une simple addition de 6 à 8 gouttes de laudanum. (1)

6° DIARRHÉE TRÈS ABONDANTE AVEC AFFAISSEMENT RAPIDE ET RÉFRIGÉRATION DE LA PEAU (CHOLÉRINE).

Affection qu'on observe le plus ordinairement pendant les chaleurs, quelquefois à la suite d'excès de régime.

Les caractères distinctifs sont ici : la fréquence des évacuations par haut et par bas, la dépression des

(1) Afin de ne point commettre d'erreur lorsqu'on veut doser un médicament par goutte, il faut d'abord faire le dosage séparément et n'effectuer le mélange que lorsqu'on est sûr de son exactitude.

forces, l'altération rapide et profonde des traits, souvent des crampes très douloureuses dans les mollets.

Cet état, quoique très grave en apparence, se modifie, en général, assez rapidement. Il acquiert seulement une très grande signification de gravité, en temps d'épidémie cholérique. Dans ce cas, il peut être le début de cette grave maladie.

Traitement. — Boissons chaudes, thé ou infusion de camomille, frictions avec l'acool camphré aux mollets lorsqu'il y a des crampes, ainsi que le long de la colonne vertébrale.

Emploi de la potion formulée au paragraphe 4 (vomissements), à laquelle on peut ajouter 5 à 6 gouttes de laudanum.

On doit chercher à ramener la caloricité par l'usage de bouteilles d'eau chaude placées aux pieds, le long du tronc.

7° HÉMORRHAGIE NASALE.

Ce n'est souvent qu'une crise favorable. On ne doit employer des moyens propres à l'arrêter, que lorsque la perte de sang est très abondante ou se prolonge indéfiniment.

Applications froides sur le front. Faire renifler de l'eau froide.

Si l'hémorrhagie continue, on tamponne ou on obstrue chaque narine à l'aide de deux petites boulettes de charpie, trempées dans l'eau froide.

On doit supprimer ce tamponnement si on s'aperçoit du reflux du sang dans la bouche, ce dont le malade est averti par le crachement de sang.

Bains de pieds sinapisés.

8° VOMISSEMENTS ET CRACHEMENTS DE SANG.

Boissons froides. Glace si on peut se la procurer. Réchauffer les extrémités inférieures. Sinapismes. Bains de pieds (1).

9° FIÈVRES INERMITTENTES OU D'ACCÈS.

Le traitement des fièvres intermittentes se rapporte à trois chefs principaux :

1° *Traitement pendant l'accès.*

La fièvre intermittente se manifeste par des accès qui se renouvellent à des intervalles plus ou moins éloignés, tantôt chaque jour (fièvre quotidienne), tantôt avec une intermittence d'un jour (fièvre tierce), de deux jours (quarte), etc.

Le début a eu lieu par un frisson plus ou moins

(1) On se trompe souvent lorsqu'on veut employer la farine de moutarde. On croit favoriser son action en faisant usage d'eau très chaude ; c'est là une grave erreur : l'eau ne doit être que tiède, l'eau très chaude, et surtout bouillante, empêche le développement de l'huile essentielle volatile, à laquelle la moutarde doit sa force.

prolongé et plus ou moins intense, auquel succède une chaleur brûlante, laquelle est elle-même suivie de sueurs plus ou moins copieuses qui sont la crise ou la détente de l'accès.

L'indication du traitement, pendant l'accès, est toute dans la détermination de cette crise.

Pour arriver à ce but, on doit couvrir le malade, lui appliquer, aux pieds, des bouteilles d'eau chaude et lui faire boire une infusion de tilleul ou de bourrache.

Lorsque la sueur a été très-abondante et que le malade éprouve un sentiment de fraîcheur produit par le linge mouillé, on doit le changer, après avoir, au préalable, pris le soin de faire chauffer celui qu'on lui substitue.

2° *Traitement après l'accès ou pendant l'intermittence.*

Il consiste dans l'emploi du spécifique qu'on administre pour couper la fièvre.

Le plus actif, et en même temps le plus usité, est le quinquina, et mieux son extrait la quinine (sulfate de quinine).

Ce médicament, dont l'administration est prescrite par le médecin, mais que, par suite de l'expérience qu'ont acquise certains malades, et pour gagner du temps, ces derniers peuvent quelquefois être appelés à s'administrer eux-mêmes, ne doit jamais être pris pendant l'accès, mais bien dans l'intermittence et à l'époque la plus éloignée de l'accès à venir, c'est à dire immédiatement après celui dont on veut prévenir le retour.

3° *Traitement préservatif.*

L'homme qui a déjà subi l'atteinte de la fièvre intermittente, celui qui habite une localité dans laquelle sévit cette maladie, doivent prendre des précautions toutes particulières pour en prévenir le retour ou l'invasion.

Ils doivent fuir avec soin les écarts de régime, de boisson, et, en général, tous les excès, qui, en enlevant une partie des forces, laissent moins d'aptitude pour réagir contre la maladie. La nourriture doit être saine et suffisamment réparatrice. On doit manger de la viande, boire du vin aux repas.

On se précautionnera contre les intempéries de l'air et les variations de température. Les vêtements seront suffisamment chauds. L'employé ne se rendra au travail qu'après avoir pris quelque chose.

S'il ne peut faire un repas solide, il boira une tasse d'une infusion aromatique ou mieux du café noir.

CINQUIÈME PARTIE.

INSTRUCTIONS POUR LES PHARMACIENS.

1. — Les pharmaciens de la Compagnie doivent adresser, sur les formules A 4, le 15 de chaque mois, au médecin de leur section, les mémoires détaillés et faits en double de leurs fournitures, en se conformant au tarif ci-contre.

2. — Pour en faciliter la vérification, ces mémoires doivent porter l'indication du nom et de la fonction des employés auxquels les médicaments ont été délivrés ; le poids de chacune des substances entrant dans les formules des médicaments composés doit être détaillé, et les bons de médicaments, signés du médecin, doivent être joints à l'appui.

3. — Ces mémoires sont vérifiés et signés par chaque médecin de section, qui les transmet dans le plus bref délai au médecin principal.

Celui-ci les contrôle, les vise et les adresse le 22 de chaque mois à l'Ingénieur de l'Exploitation et de la construction, pour être soldés comme les autres dépenses du service.

— Toutes les ratures ou modifications faites sur un mémoire doivent être motivées avec la signature du médecin.

5. — Le tarif a établi une différence dans les prix du même médicament, suivant la quantité délivrée ; mais il est entendu que, toutes les fois que la quantité prescrite dépassera le chiffre indiqué dans une des colonnes, le prix du médicament sera réglé, non plus d'après le taux de cette colonne, mais d'après celui de la colonne immédiatement supérieure.

6. — La Compagnie ne tient pas compte des vases; en conséquence, les pharmaciens sont autorisés à faire déposer, par les malades, à titre de garantie, le prix de ces vases ; mais ils sont tenus de les reprendre pour le prix déposé, lorsqu'on les rapporte propres et en bon état.

7. — Il est alloué 5 centimes pour le prix de la boîte chaque fois qu'un médicament est délivré sous forme de pilules ; de plus, pour la division des médicaments en paquet ou la confection des pilules, les pharmaciens ont droit à 2 centimes par pilules ou par paquet jusqu'à dix, et à 1 centime par chaque pilule ou chaque paquet dont le nombre dépasse dix.

8. — Les médicaments ne peuvent être délivrés pour le compte de la Compagnie que sur l'ordonnance d'un de ses médecins, sauf les cas d'urgence ; mais

même alors, la note des fournitures doit être visée par le médecin.

9. — Les médicaments qui ne figurent pas sur le tarif ne peuvent être délivrés pour le compte de la Compagnie sans une autorisation spéciale du médecin. Il sera fait mention de cette autorisation sur le mémoire du pharmacien, sans quoi le prix de la substance pourrait être supprimé d'office.

10. — Le pharmacien peut toujours réclamer à l'employé à qui il en fait la fourniture le prix des médicaments qui ne lui auront pas été payés par la Compagnie.

11.— Un pharmacien central, résidant à Bordeaux, est spécialement chargé, sous la haute surveillance du médecin principal, de la fourniture des médicaments et des objets destinés aux boîtes de secours.

12. — En cas de contestations, il est appelé à donner son avis sur l'application du tarif des médicaments.

13. — Il peut être envoyé sur la ligne par le médecin principal pour tout ce qui concerne le service pharmaceutique.

Pour extrait :

Bordeaux, le 7 janvier 1869.

Le Médecin principal.

Dr AZAM.

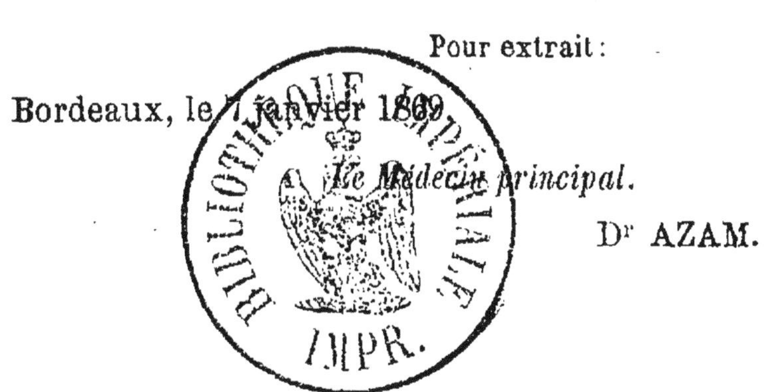

SIXIÈME PARTIE

TARIF DES MÉDICAMENTS ET OBJETS DE CHIRURGIE

DÉNOMINATION des DROGUES ET MÉDICAMENTS	PRIX					
	500 GRAM.	100 GRAM.	30 GRAM.	5 GRAM.	1 GRAM.	5 CENT.
Acétate d'ammoniaque (esprit de Mindérérus)	3 »	» 75	» 30	» 10	» 05	»
— de plomb cristallisé	1 50	» 40	» 15	» 05	» 02	»
— de plomb liquide	1 25	» 30	» 10	»	»	»
— de potasse	»	» 75	» 30	» 10	» 05	»
Acide acétique cristallisé	»	»	1 25	» 40	» 10	»
— chlorhydrique	1 »	» 40	» 20	» 05	»	»
— phénique	»	»	1 20	» 40	» 10	»
— nitrique	1 75	» 60	» 25	» 10	»	»
— sulfurique	» 75	» 30	» 15	» 05	»	»
— tartrique pulvérisé	3 »	» 75	» 25	» 10	»	»
Agaric blanc pulvérisé	»	1 50	» 60	» 15	»	»
— de chêne non salpêtré	5 »	1 25	» 50	» 10	»	»
Alcool rectifié	»	» 40	» 20	» 05	»	»
Alcoolat de cochléaria composé	3 »	» 75	» 25	» 05	»	»
— de mélisse (eau de mélisse spiritueuse)	3 »	» 75	» 25	» 05	»	»
— de menthe poivrée	3 »	» 75	» 25	» 05	»	»
— vulnéraire	2 50	» 60	» 20	» 05	»	»
Aloès pulvérisé	»	»	» 30	» 10	» 05	»
Alun (pulvérisé)	2 »	» 50	» 20	» 05	» 03	»
— calciné	2 50	» 60	» 25	» 10	» 05	»
Amidon	» 75	» 25	» 10	»	»	»
Ammoniaque liquide	1 »	» 30	» 10	» 05	»	»
Anis (semences)	1 50	» 60	» 20	» 05	»	»
Antimoine diaphrorétique	»	»	» 60	» 20	» 10	» 02
Arsenic et arséniates	»	»	»	»	» 10	» 05
Asa-fœtida pulvérisé	»	»	» 50	» 10	» 05	»
Atropine et ses sels	»	»	»	»	»	» 50
Axonge préparé	1 75	» 50	» 20	»	»	»
Baume du commandeur	5 »	1 10	» 40	» 15	»	»
— de Fioraventi	5 »	1 »	» 40	» 15	»	»
— opodeldoch	»	1 25	» 75	»	»	»

DÉNOMINATION des DROGUES ET MÉDICAMENTS	PRIX					
	500 GRAM.	100 GRAM.	30 GRAM.	5 GRAM.	1 GRAM.	5 CENT.
Baume de tolu.............	»	»	»	» 25	»	»
— tranquille..........	5 »	» 75	» 25	» 10	»	»
Belladonne (feuilles).......	2 »	» 50	» 25	»	»	»
— pulvérisée....	5 »	1 »	» 60	» 20	» 05	»
Beurre de cacao............	»	»	» 75	» 20	»	»
Bicarbonate de soud. pulv	1 »	» 30	» 15	» 05	»	»
Borate de soude pulvérisé	3 »	» 75	» 30	» 10	» 05	»
Bourgeons de sapin.......	2 40	» 60	» 25	» 05	»	»
Bromure de potassium.....	»	»	3 »	» 60	» 15	»
Camphre entier............	3 50	» 80	» 30	» 10	»	»
— pulvérisé.........	4 »	1 10	» 40	» 15	» 05	»
Cantharides pulvérisées...	»	»	1 »	» 20	» 10	»
Cannelle de Chine pulv...	»	1 50	» 50	» 15	» 05	»
Carbonate d'ammoniaque.	2 60	» 75	» 30	» 10	» 05	»
-- de fer (safran de Mars apéritif)..	»	1 05	» 25	» 10	» 05	»
— de magnésie......	»	1 »	» 40	» 10	» 05	»
— de potasse purifié	»	1 »	» 40	» 10	» 05	»
— de soude cristali.	» 40	» 10	» 5	»	»	»
Caustique de Vienne......	»	»	»	» 50	»	»
Cérat blanc................	»	» 60	» 20	» 05	»	»
— saturné...............	3 »	» 60	» 20	» 05	»	»
— soufré................	3 »	» 60	» 20	»	»	»
Charbon pulvérisé.........	»	» 75	» 30	»	»	»
Charpie.....................	5 »	1 25	» 50	»	»	»
Chlorate de potasse.......	»	2 »	» 80	» 15	» 05	»
Chloroforme pur..........	»	2 75	1 »	» 30	» 10	» 03
Chlorure précipité blanc..	»	3 »	1 50	» 35	» 10	» 03
— (bi-) sublimé corosé.	»	4 »	2 »	» 40	» 15	»
— de chaux (sec)........	» 60	0 15	»	»	»	»
Chlorure (per) de fer liquide à 30°.................	»	1 50	» 50	» 20	» 05	» 02
Chlorure de mercure doux à la vapeur (calomel)....	»	4 »	2 »	» 40	» 15	» 02
Chlor. de soude liquide (la bout. verre compris, 75c)	» 40	» 20	» 10	»	»	»
Collodion..................	10 »	2 50	1 »	» 20	»	»
Crême de tartre soluble...	»	1 10	» 40	» 10	» 05	»
Créosote pure.............	»	»	»	» 75	» 15	» 05
Cyanure de mercure.......						
— de potass. fondu...	»	»	»	2 »	» 50	» 10

DÉNOMINATION des DROGUES ET MÉDICAMENTS	PRIX					
	500 GRAM.	100 GRAM.	30 GRAM.	5 GRAM.	1 GRAM.	5 CENT.
Dattes	1 50	» 40	» 15	»	»	»
Décoction blanche	» 75	» 60	»	»	»	»
Dextrine	1 »	» 40	» 20	»	»	»
Diascordium	»	1 75	» 60	» 20	» 05	»
Digitale pulvérisée	»	1 75	» 75	» 20	» 10	»
Digitaline, fl. de 60 g. 2f 25	»	»	»	» 25	»	»
Eau distillée simple	» 25	» 10	» 05	»	»	»
— de fleur d'oranger	»	» 60	» 25	» 05	»	»
— de laurier cerise	»	» 60	» 25	» 05	»	»
— de menthe	»	» 30	» 12	»	»	»
— de rose	»	» 30	» 12	»	»	»
— de chaux	» 20	» 10	» 05	»	»	»
— de goudron	» 30	» 10	» 05	»	»	»
— de rabel	»	1 20	» 40	» 10	» 05	»
— sédative	» 30	» 15	»	»	»	»
Eau de Sedlitz, à 32gr la bout. verre non compris 0f60; à 48gr 0,70; à 90gr 0,75	»	»	»	»	»	»
Eau végéto-minérale	» 25	» 10	» 05	»	»	»
-- de vie allemande	»	1 25	» 30	» 15	» 05	»
— de vie camphrée	1 50	» 40	» 15	»	»	»
Écorce de racine de grenadier entière, sèche	»	1 »	» 30	» 10	»	» »
Emplâtre de ciguë	»	1 20	» 40	» 10	»	»
— diachylon	»	» 90	» 30	» 05	»	»
— diapalme	»	» 90	» 30	» 05	»	»
— de savon	»	» 90	» 30	» 05	»	»
Éponges cirées	»	4 »	1 [illegible]0	» 30	»	»
— ficelées	»	4 »	1 40	» 30	»	»
Ergotine	»	»	»	1 75	» 50	»
Espèces amères	»	» 30	» 20	» 05	»	»
— anthelmintiques	»	» 30	» 20	» 05	»	»
— aromathiques	1 20	» 50	» 20	» 05	»	»
— narcotiques	»	» 40	» 15	»	»	»
— sudorifiques	2 40	» 75	» 25	» 05	»	»
Essence de théréb. (rect.)	1 50	» 40	» 15	»	»	»
Éther sulfurique rectifié	6 »	1 50	» 60	» 25	»	»
Euphorbe en poudre	»	1 50	» 50	» 15	» 05	» 10
Extrait d'aconit	»	»	2 45	» 50	» 10	» 02
— de belladone	»	»	2 »	» 40	» 10	» 02

DÉNOMINATION des DROGUES ET MÉDICAMENTS	PRIX					
	500 GRAM.	100 GRAM.	30 GRAM.	5 GRAM.	1 GRAM.	5 CENT.
Extrait de ciguë...........	»	»	2 »	» 40	» 10	» 02
— de digitale........	»	»	2 »	» 40	» 10	» 02
— de gentiane........	8 »	3 »	1 50	» 40	» 10	»
— de jusquiame......	»	»	3 »	» 50	» 10	» 03
— de noix vomique.	»	»	5 »	1 40	» 40	» 05
— d'opium gommeux	»	»	»	2 »	» 50	» 05
— de quinquina......	»	»	5 »	» 20	» 30	» 05
— de ratanhia.........	»	»	3 50	1 »	» 20	»
— de rhubarbe.......	»	»	4 »	1 »	» 25	»
— de salsepareille...	»	»	3 »	» 75	» 20	»
— de stramonium....	»	»	2 »	» 50	» 10	» 02
— de valériane.......	»	»	2 »	» 50	» 10	» 02
Farine de lin pure.........	» 50	» 15	»	»	»	»
— de moutarde.......	» 75	» 20	»	»	»	»
— de riz................	» 90	» 25	» 10	»	»	»
Figues........................	1 »	» 25	» 10	»	»	»
Fer réduit par l'hydrogène	»	»	2 »	» 50	» 10	»
Fécule de pom. de terre..	» 50	» 15	»	»	»	»
Glycérine pure.............	3 »	1 »	» 40	» 10	»	»
Glycéré d'amidon..........	4 »	1 20	» 40	» 10	»	»
Gomme adragante pulvérisée........................	»	4 »	1 20	» 30	» 15	» 05
Gomme ammoniaque pulv.	»	2 »	» 80	» 25	» 10	»
— arabique entière..	2 50	» 60	» 20	»	»	»
— — pulvérisé	3 »	» 60	» 20	» 10	»	»
Goudron.....................	» 75	» 20	»	»	»	»
Graine de lin................	» 40	» 10	»	»	»	»
Gruau.........................	» 50	» 15	» 05	»	»	»
Huile d'amendes douces...	3 25	» 75	» 25	»	»	»
— de cade..............	»	» 75	» 25	»	»	»
— camphrée............	3 25	» 75	» 25	»	»	»
— de camomille........	3 25	» 75	» 25	»	»	»
— de croton tiglium...	»	»	»	1 »	» 40	» 05
— de foie de morue....	2 »	» 60	» 20	»	»	»
— d'olive................	»	» 40	» 15	»	»	»
— de ricin..............	»	» 60	» 25	»	»	»
Hypophosphite de chaux ou de soude..............	»	»	»	» 75	» 25	»
Infusions en général.......	» 50	» 25	»	»	»	»
Iode et iodures............	»	6 »	2 75	» 50	» 12	» 02
Ipécacuanha pulvérisé.....	»	»	»	1 »	» 25	»

DÉNOMINATION des DROGUES ET MÉDICAMENTS.	PRIX					
	500 GRAM.	100 GRAM.	20 GRAM.	5 GRAM.	1 GRAM.	5 CENT.
Jalap pulvérisé	»	2 75	1 »	» 20	» 05	»
Julep calmant du Codex	»	» 50	»	»	»	»
Kermès minéral	»	»	»	» 75	» 25	» 04
Laudanum liq. de Rousseau	20 »	5 »	2 50	» 50	» 10	» 02
— de Sydenham	18 »	4 »	2 »	» 40	» 08	» 02
Lichen d'Islande mondé	1 20	» 30	» 10	»	»	»
Liniment camphré	»	» 70	» 30	»	»	»
— oléo calcaire	2 »	» 50	»	»	»	»
— volatil	»	»	» 30	»	»	»
Liqueur de Fowler ou de Péarson	»	2 »	» 75	» 30	» 10	»
— d'Hoffmann	»	1 50	» 60	» 20	» 10	»
— de van Swiéten	» 75	» 40	» 20	»	»	»
Magnésie calcinée	6 »	1 80	» 60	» 25	» 10	»
Manne en sorte	»	» 75	» 30	»	»	»
Miel commun p. lavement	» 75	» 20	» 05	»	»	»
— de mercuriale	2 50	» 60	» 25	»	»	»
— rosat	2 75	» 75	» 50	»	»	»
— scillitique	2 70	» 70	» 25	»	»	»
Morphine et ses sels	»	»	»	6 »	2 »	» 20
Mousse de Corse	1 50	» 50	» 20	»	»	»
Musc	»	»	»	»	3 »	» 30
Nitrate acide de mercure liquide	»	5 »	1 25	» 30	» 10	»
— d'argent crist. ou fondu	»	22 »	8 »	1 50	» 40	» 05
— de bismuth (sous-)	»	6 »	2 50	» 50	» 10	»
— de potasse	1 80	» 60	» 25	» 05	»	»
Noix vomique pulvérisée	»	»	»	» 20	» 05	»
Onguent basilicum	2 40	» 60	» 20	»	»	»
— citrin	4 »	» 90	» 30	»	»	»
— épispastique	4 »	1 »	» 40	» 15	»	»
Onguent de garou	5 »	1 25	» 50	» 15	»	»
— gris	3 »	» 75	» 30	»	»	»
— de la mère	3 »	» 75	» 30	»	»	»
— mercuriel double	6 »	1 50	» 60	» 15	»	»
— populéum	2 80	» 75	» 30	»	»	»
— de styrax	3 »	» 75	» 30	»	»	»
Opium brut	»	»	»	» 80	» 25	» 02
Orge mondé	» 45	» 15	» 05	»	»	»
— perlé	» 50	» 20	» 05	»	»	»
Oxyde blanc d'antimoine	»	»	» 60	» 20	» 10	» 02

DÉNOMINATION des DROGUES ET MÉDICAMENTS	PRIX					
	500 GRAM.	100 GRAM.	30 GRAM.	5 GRAM.	1 GRAM.	5 CENT.
Oxyde de fer noir..........	3 »	1 25	» 50	» 15	» 05	»
— de fer rouge hydraté	3 »	1 25	» 50	» 15	» 05	»
— de mercure rouge précipité..........	»	5 »	2 »	» 40	» 15	»
— de zinc sublimé.....	»	2 »	» 90	» 25	» 10	»
Oxymel.....................	2 50	» 60	» 25	»	»	»
— scillitique..........	2 75	» 70	» 25	»	»	»
Pastilles d'ipécacuanha, de kermès, de tolu........	»	» 75	» 30	»	»	»
— de soufre..........	2 50	» 60	» 25	»	»	»
— de Vichy...........	2 50	» 60	» 25	»	»	»
Pâte arsenic. de Dupuyt..	»	»	» 70	» 35	» 10	»
— — de Rousselot.	»	»	» 70	» 35	» 10	»
Pavots (tète de), 5 c.	»	»	»	»	»	»
Phosphate de soude........	5 »	» 75	» 30	» 10	»	»
Pilules de Beloste, Écoss., de Cynoglosse, de Meglin, de Fuller, de Térébenthine, de Savon à 0,05 la pilule, et 2 fr. 50 le cent...	»	»	»	»	»	»
Pilules ferrugineuse formule Valet *(idem.)*.....	»	»	»	»	»	»
— d'extrait d'Opium de 5 centig. la pièce 05 c. le cent 3 fr...........	»	»	»	»	»	»
Plantes indigènes, feuilles mondées................	1 50	» 40	» 15	»	»	»
— — fleurs —	3 50	» 75	» 25	»	»	»
— — racines.	1 25	» 40	» 15	»	»	»
Pommade camphrée........	3 »	» 75	» 30	»	»	»
— d'Helmerich. ...	3 »	» 75	» 30	»	»	»
— de Gondret......	»	1 40	» 50	» 15	»	»
— soufrée..........	»	» 75	» 25	»	»	»
Potasse caustique..........	»	»	»	» 50	» 25	» 05
Potion calmante du Codex	»	» 50	»	»	»	»
Potion contre la colique (f. du docteur Bisson).	»	» 30	»	»	»	»
— contre le choléra (formule du doct. Gallard) la potion, 0 fr. 90 c...	»	»	»	»	»	»
Poudre de Dover...........	»	»	2 25	» 60	» 15	»

DÉNOMINATION des DES DROGUES ET MÉDICAM.	PRIX					
	500 GRAM.	100 GRAM.	30 GRAM.	5 GRAM.	1 GRAM.	5 CENT.
Poudre de tan	1 »	» 30	» 15	»	»	»
Quassia amara entier	»	» 60	» 20	» 10	»	»
Queues de cerises	2 »	» 50	» 20	»	»	»
Quinquina gris entier	5 »	» 50	» 50	» 20	»	»
— — pulvérisé	6 »	2 »	» 70	» 20	»	»
— jaune entier (calsaya)	12 »	2 50	1 »	» 25	»	»
— — pulvérisé	14 »	3 »	1 25	» 30	»	»
Racine de chiendent	1 »	» 30	» 10	»	»	»
— de gentiane	» 50	» 25	» 10	»	»	»
— de ratanhia entière	4 50	1 »	» 40	»	»	»
— — pulvérisée	5 »	1 50	» 60	» 15	»	»
— de réglisse	1 »	» 30	» 10	»	»	»
Résine de Jalap	»	»	»	1 25	» 30	» 02
Rhubarbe de Chine entière	»	»	» 75	25	» 10	»
— de Chine pulvérisé	»	»	1 »	» 30	» 10	»
Riz mondé	» 60	» 20	» 10	»	»	»
Safran entier	»	»	6 »	1 25	» 30	» 05
— pulvérisé	»	»	»	2 »	» 50	» 10
Salsepareille coupée	3 »	» 75	» 25	»	»	»
Sangsues prix approximatif 0,25 c.	»	»	»	»	»	»
Savon médicinal	»	» 75	» 30	» 05	»	»
Scammonée pulvérisée	»	»	»	1 »	» 40	» 05
Scille pulvérisée	»	2 »	» 75	» 25	» 10	»
Seigle ergoté, pul. exprès	»	»	2 »	» 50	» 25	»
Sel ammoniac purifié pulv.	3 »	» 75	» 30	» 10	»	»
— marin purifié	» 25	» 10	»	»	»	»
— de nitre	1 80	» 50	» 20	» 05	»	»
Semen contra entier	»	» 75	» 30	» 10	»	»
— pulvérisé	»	1 10	» 40	» 10	»	»
Séné, feuilles mondées	»	» 75	» 30	» 10	»	»
— follicules —	»	2 »	» 75	» 15	»	»
Sirop (*) anti-scorbutique	2 »	» 50	» 15	»	»	»
— de chicorée composé	»	» 50	» 20	»	»	»
— des cinq racines	2 »	» 45	» 15	»	»	»
— de coings	2 »	» 45	» 15	»	»	»
— diacode	»	» 50	» 20	»	»	»
— de digitale	2 »	» 45	» 15	»	»	»
— de gentiane	1 50	» 40	» 15	»	»	»
— de gomme	1 25	» 30	» 10	»	»	»
— d'iodure de fer	2 25	» 60	» 20	»	»	»

(*) NOTA. — Les sirops dont le prix des 500 grammes n'est pas indiqué ne pourront être donnés autrement que dans des potions. — Tous ceux qui ne figurent pas au Tarif pourront être refusés par le Pharmacien ; s'il les délivre, ils seront taxés au prix du sirop de gomme.

DÉNOMINATION des DROGUES ET MÉDICAMENTS.	PRIX					
	500 GRAM.	100 GRAM.	30 GRAM.	5 GRAM.	1 GRAM.	5 CENT.
Sirop d'ipécacuanha........	»	» 60	» 20	» »	»	»
— de morphine.........	»	» 90	» 30	»	»	»
— ne mûres..	»	» 35	» 15	»	»	»
Sirop de quinquina.........	2 50	» 60	» 20	»	»	»
Soufre sublimé..	» 50	» 15	» 05	»	»	»
Strychnine et ses sels.	»	»	»	»	2 »	» 25
Suc de réglisse noir........	2 »	» 50	» 20	»	»	»
Sulfate de fer pur...........	1 50	» 30	» 20	»	»	»
— de magnésie........	» 75	» 30	» 15	»	»	»
— de potasse pulv. ..	1 20	» 50	» 20	»	»	»
— de quinine.	»	»	15 »	3 »	» 75	» 05
— de soude.	» 60	» 25	» 10	»	»	»
— de zinc pur..	3 »	» 90	» 40	» 15	» 05	»
Sulfure d'antimoine pur. .	4 »	1 »	» 40	» 15	» 05	»
— de mercure......	»	»	»	» 30	» 10	»
— de potasse (sec)	1 20	» 30	» 12	» 05	»	»
— (liquide)	» 70	» 25	» 10	»	»	»
Tamarins......................	1 60	» 50	» 20	» 05	»	»
Tannin pur....................	»	»	2 »	» 50	» 15	» 05
Tartrate de potasse et de fer en paillettes............	»	3 »	1 20	» 30	»	»
Tartre stibié...	»	»	»	» 50	» 15	» 05
Teinture d'acoint.	»	»	» 50	» 25	» 05	»
— d'aloès...........	»	» 75	» 25	»	»	»
— de colchique....	»	1 25	» 45	» 20	»	»
— de digitale.	»	1 »	» 40	» 15	»	»
— — éthérée	»	2 »	» 75	» 25	»	»
— de gentiane le lit. 5 f	3 »	» 75	» 30	»	»	»
— d'iode............	8 »	2 »	» 75	» 15	»	»
— de jusquiame....	»	1 »	» 40	» 10	»	»
— de noix vomique	»	»	» 40	» 15	» 05	»
— de quinquina....	»	1 10	» 45	» 15	»	»
— de rhubarbe.....	»	1 10	» 45	» 15	»	»
— de scille.........	»	1 »	» 40	»	»	»
— de valériane.....	»	1 »	» 40	»	»	»
Térébenthine fine	2 50	» 75	» 10	»	»	»
Thériaque.....................	»	1 75	» 60	» 20	» 05	»
Thridace.	»	»	2 »	» 60	» 30	»
Vératrine.	»	»	»	»	2 »	» 20
Vin d'absinthe..............	1 10	» 30	» 10	»	»	»
— de gentiane.............	1 »	» 30	» 10	»	»	»

DÉNOMINATION des DROGUES ET MÉDICAMENTS.	PRIX					
	500 GRAM.	100 GRAM.	30 GRAM.	5 GRAM.	1 GRAM.	5 CENT.
Vin anti-scorbutique.......	1 25	» 40	» 15	»	»	»
— aromatique...........	1 25	» 40	» 15	»	»	»
— de colchique..........	»	1 »	» 40	»	»	»
— diurétique amer......	2 25	» 75	» 30	»	»	»
— de quinquina.........	2 »	» 50	» 20	»	»	»
— scillitique............	»	1 »	» 40	»	»	»
Vinaigre blanc..............	» 60	» 12	» 05	»	»	»
— des quatre voleurs	2 »	» 60	» 20	»	»	»
— scillitique.	2 »	» 75	» 30	»	»	»

OBJETS DIVERS

	F	C
Aiguilles à suture, la pièce 0,40; la douzaine.............	3	»
Appareil à fracture du bras..................................	5	»
— de la jambe................................	10	»
— de la cuisse...............................	15	»
Attelles, la pièce de 0,20 à..................................	»	60
— métalliques, la pièce..............................	»	80
Bain simple (rue Cornac)......................................	»	50
Bandage herniaire simple, la pièce............................	5	»
— double..	8	»
— ombilical.....................................	8	»
Bandes roulées, le mètre......................................	»	25
Bas lacé, en coutil, la pièce.................................	6	»
Bas en caoutchouc, la pièce...................................	10	»
Béquilles, la paire...	24	»
Bougies et sondes, la pièce, 0,60; la douzaine de 7 à......	8	»
Charpie fine, le demi-kilogramme.............................	5	»
Compresses, la douzaine, de 1 fr. 50 à.......................	2	50
Coussins à fracture la pièce..................................	»	75
Drap fanon, avec rubans.......................................	5	»
Diachylon, la bande...	1	»
Emplâtre, Vésicatoire et autres : de 1 à 5 cent. de diam. 0 fr. 25 c. : et 5 c. par cent. de diam. jusqu'à 20 cent. ; puis 10 cent. par chaq. cent. ajouté au diam. au delà de 20 centimètres.		
Emplâtre de thapsia et de poix de Bourgogne, sur mesure, moitié du prix de l'emplâtre vésicatoire.		
Emplâtre de thapsia, le rouleau de 1 mètre..................	3	»
Epingles, le cent...	»	50
Fil à ligature, la pelotte....................................	»	20
Genouillère en caoutchouc.....................................	5	»
Pains azymes, la douzaine.....................................	»	20
Gouttière métallique..	4	50
Papier brouillard, la main....................................	»	50
Papier chimique, le rouleau...................................	1	50
Suspensoirs en coutils gris, la pièce.........................	»	75
Taffetas d'Angleterre, la pièce...............................	»	25
Taffetas gommé, le mètre......................................	4	»

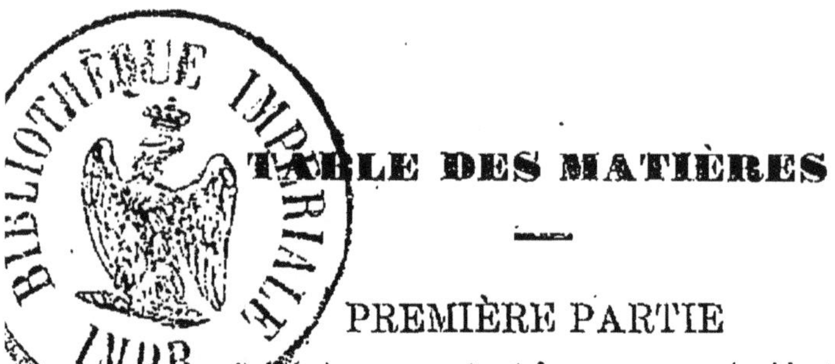

TABLE DES MATIÈRES

PREMIÈRE PARTIE

Boîtes à pansements et de secours. — Accidents.

DEUXIÈME PARTIE

Usage des objets contenus dans les boîtes à pansements et de secours.

TROISIÈME PARTIE

Premiers soins à donner aux blessés.

QUATRIÈME PARTIE

Premiers soins à donner dans les maladies spontanées ou subites les plus communes.

CINQUIÈME PARTIE

SIXIÈME PARTIE

www.ingramcontent.com/pod-product-compliance
Ingram Content Group UK Ltd.
Pitfield, Milton Keynes, MK11 3LW, UK
UKHW020417230726
13925UKWH00004B/1487